Dr Pierre GIRARD
Licencié ès sciences
Ancien externe des hôpitaux.

Hémorragie de l'Orbite

PAR

CONTRE-COUP

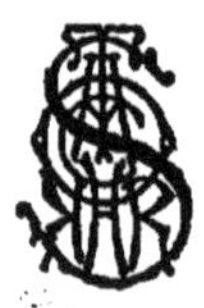

A. STORCK & Cie, IMPRIMEURS-ÉDITEURS, LYON
PARIS, 16, rue de Condé, près l'Odéon

—

1903

Dr Pierre GIRARD
Licencié es sciences
Ancien externe des hôpitaux.

Hémorragie de l'Orbite

PAR

CONTRE-COUP

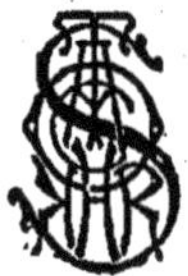

A. STORCK & Cie, Imprimeurs-Éditeurs. LYON
PARIS, 16, rue de Condé, près l'Odéon
—
1903

A MON PÈRE ET A MA MÈRE

A LA MÉMOIRE DE MON GRAND-PÈRE

A MON ONCLE LE DOCTEUR GIRARD

A MON PRÉSIDENT DE THÈSE

M. LE DOCTEUR JABOULAY

Professeur de clinique chirurgicale à l'Hôtel-Dieu de Lyon

A M. LE DOCTEUR ROLLET

Professeur agrégé à la Faculté de médecine
Chirurgien des Hôpitaux

Avant de présenter à l'indulgence de notre jury le sujet que nous avons choisi pour notre thèse inaugurale, ce n'est point sans une véritable émotion que, parvenu au terme de nos études, nous songeons à la dette que nous avons contractée envers tous ceux qui ont guidé nos pas dans notre instruction médicale.

La première idée de ce travail revient à M. le professeur agrégé Rollet, c'est à l'occasion d'un des malades les plus intéressants que nous avons pu observer avec lui pendant le temps trop court où nous avons eu l'honneur d'être son externe qu'il nous a indiqué le sujet de cette thèse. Qu'il nous permette de placer son nom en tête de ce bien modeste travail et nous autorise à lui renouveler l'expression profonde de notre reconnaissance pour sa bienveillance à notre égard, pour les inestimables leçons et les sages conseils qu'il n'a cessé de nous prodiguer durant toutes nos études médicales.

En acceptant la présidence de notre thèse M. le professeur Jaboulay nous donne un témoignage de haute bienveillance auquel nous sommes très sensible et dont il nous permettra de le remercier bien sincèrement.

Nous exprimons nos sentiments de profonde gratitude aux maîtres qui nous ont plus particulièrement accueilli et initié durant nos études, nous voulons nommer M. le professeur Poncet, M. le professeur Ollier et M. le professeur agrégé Villard.

En médecine, M. le professeur Teissier, M. le Dr Mollard et M. le Dr Mouisset, médecin des hôpitaux.

M. le Dr Commandeur, qui durant notre semestre passé à la maternité de l'Hôtel-Dieu nous a fait profiter de ses bons conseils dans les cas parfois si délicats que présentent l'art de l'accouchement et l'allaitement des nouveau-nés; nous conserverons de son enseignement le meilleur souvenir.

M. le professeur Augagneur qui nous a fait profiter de ses savantes leçons cliniques sur les maladies si complexes de la peau.

Nous ne saurions oublier notre séjour à la Faculté des sciences; durant la préparation de notre licence, nous avons suivi les leçons de maîtres distingués : M. le professeur Raphaël Dubois a guidé nos premières études de physiologie comparée, M. le professeur Depéret a su nous faire aimer la géologie; que ces maîtres daignent recevoir l'hommage de notre profonde reconnaissance.

Durant notre année passée au régiment, nous avons reçu le bienveillant accueil de M. le Dr Ruotte, médecin-major de 1re classe, qu'il nous permette ici de l'en remercier bien sincèrement.

Enfin nous remercions nos camarades et amis, M. Béret, externe des hôpitaux, et M. Genêt, interne des hôpitaux, pour la collaboration qu'ils nous ont gracieusement offerte dans la préparation de notre thèse.

Qu'il nous soit encore permis de remplir un devoir plus intime et qui nous est bien cher au cœur. Nous nous inclinons respectueux et soumis devant le nom de notre père, devant celui de notre mère que nous avons toujours rencontrés près de nous et qui de bonne heure ont su nous apprendre à aimer et chérir la vie familiale.

Que notre oncle le Dr Girard qui nous a guidé dans le choix de notre carrière médicale et qui à la veille de notre thèse nous fit connaître notre compagne aimée, veuille bien agréer en gage de notre reconnaissance, l'assurance que nous nous efforcerons de suivre sa loyauté et l'exemple professionnel qu'il nous a toujours montré.

INTRODUCTION ET PLAN

Avant la thèse du professeur J. Rollet, l'hémorragie sous-conjonctivo-palpébrale était considérée comme un des stigmates absolus de la fracture de la base du crâne. C'est à cet éminent maître que revient l'honneur d'avoir montré, en 1848, alors qu'il était l'interne du professeur Laugier, la différence qui existe entre la fausse ecchymose ou ecchymose précoce, suite de contusion périorbitaire, et l'ecchymose tardive qui, seule, peut être un signe de fracture de la base du crâne.

En 1880, Gérard-Marchant écrivait que dans les lésions traumatiques du crâne, pour que l'ecchymose orbitaire ait « une valeur diagnostique *absolue* d'une fracture de la base du crâne », il était nécessaire qu'elle réunît trois conditions :

1° Être tardive dans son apparition (quarante-huit heures à trois jours);

2° Progresser de la paroi osseuse vers les téguments;

3° Être nettement sous-conjonctivale avant d'être palpébrale inférieure.

Aujourd'hui, cette division en ecchymoses fausses et ecchymoses vraies est, au point de vue étiologique, universellement adoptée ; l'ecchymose vraie, seule, est considérée comme relevant d'une fracture de la base.

J. Rollet limitait même davantage la valeur diagnostique de l'ecchymose sous-conjonctivo-palpébrale dans les fractures de la base du crâne, car si l'on parcourt son travail, qui semble n'avoir pas été connu de Gérard-Marchant, on relève les lignes suivantes :

« L'infiltration sanguine de l'orbite, sans fracture aux os, peut aussi reconnaître une cause indirecte. Un contre-coup qui produit dans la cavité cranienne intacte une commotion, une hémorragie cérébrale, peut aussi produire, dans la cavité orbitaire, une commotion, une hémorragie des parties molles, sans que les os soient nécessairement lésés. Une pareille infiltration ne saurait être distinguée de celle qui est déterminée par une fracture, mais elle est excessivement rare. »

Donc, parmi les ecchymoses tardives, il fallait considérer :

α) Les ecchymoses relevant d'une fracture de la base, cas de beaucoup le plus fréquent ;

β) Les ecchymoses relevant d'une commotion de l'orbite, indépendantes de toute lésion osseuse.

Cette division des ecchymoses tardives mérite d'être tirée de l'oubli dans lequel elle est laissée. Elle n'est pas signalée dans les traités de chirurgie classiques, parce que, faute d'observations, l'étude des ecchymoses tardives sans fracture du crâne a été peu fouillée.

Les récentes recherches de M. Étienne Rollet, chirurgien de l'Hôtel-Dieu, dont il a eu l'obligeance de nous faire part, nous ont permis d'établir les conditions dans lesquelles cette dernière catégorie d'épanchements doit se produire.

Après un rapide aperçu historique, nous exposerons les rares observations que nous avons pu recueillir, puis, dans un deuxième chapitre, nous rappellerons certaines notions d'anatomie, indispensables pour comprendre la disposition de l'hématome et la pathogénie des accidents. Enfin, l'étude clinique sera exposée dans un dernier chapitre.

CHAPITRE PREMIER

Historique et Observations.

On conçoit que l'étude des épanchements sanguins de l'orbite ait été négligée par les observateurs en considérant que dans les cas où on les rencontre ils sont associés à d'autres lésions qui attirent tout d'abord l'attention lorsqu'on pratique une autopsie. C'est en effet à la suite de grands traumatismes qu'on les rencontre, soit dans une chute d'un lieu élevé, soit à la suite d'un choc violent.

Dans de semblables circonstances, lorsque le sujet succombe peu de temps après l'accident, on étudie à l'autopsie l'état des enveloppes cérébrales et de la masse encéphalique; on porte ses investigations du côté des os de la base du crâne. On recherche les fissures osseuses et si la disposition de l'une d'elles conduit vers l'orbite, on sera amené à rechercher du côté de cette cavité les dégâts qui ont pu se produire mais le désir de rechercher l'état du contenu orbitaire ne vient pas toujours à l'esprit.

En général l'autopsie a révélé l'existence de lésions qui expliquent la mort du sujet et l'observateur satisfait ne pousse pas plus avant la dissection.

Il serait bon cependant de rechercher d'une façon systématique l'état du squelette orbitaire ,et d'inspecter les parties molles de l'orbite. Ce n'est qu'à la suite de nombreuses recherches que l'on pourrait arriver à multiplier suffisamment les observations d'hématomes orbitaires par simple contre-coup pour en fixer une statistique.

Jusqu'à ce jour les faits connus sont très rares par suite de l'insuffisance des recherches sur ce sujet. Nous avons réuni dans ce travail toutes les observations que nous avons pu recueillir, la plupart ont été publiées en Allemagne. Nous avons ajouté à la liste deux cas observés dans le service de M. Rollet, professeur agrégé à la Faculté de Lyon.

Ce petit faisceau de faits nous montre qu'aujourd'hui l'existence des hématomes orbitaires par contre-coup est suffisamment prouvée pour ne pouvoir être mise en doute et d'autre part on peut penser que si ces lésions sont actuellement d'une extrême rareté, c'est vraisemblablement parce qu'on ne les recherche pas.

A l'étude du sang épanché dans l'orbite vient se joindre une autre question, c'est la marche de l'hémorragie qui vient se manifester sous forme d'ecchymoses sous-conjonctivales et palpébrales ; les quelques considérations auxquelles cette question donnera lieu feront l'objet de la deuxième partie de ce sujet.

Demarquay dans son ouvrage sur les tumeurs de

l'orbite rapporte que l'on trouve dans Fabrice de Hilden le récit d'une extravasation sanguine produite sous l'influence d'un traumatisme ayant agi en dehors de l'orbite (Fabrice de Hilden, centurie V, obs. 17 : *Quapropter sanguis extravenatus excitum non habens et ad oculum sinistrum defluens*, etc.).

Nous avons cité le passage de la thèse de Rollet, Paris 1848, où il est dit qu'un contre-coup peut produire dans l'orbite une hémorragie des parties molles.

Friedberg, Bergmann ont rapporté des cas d'infiltration sanguine sans fracture : Friedberg s'exprime de la manière suivante (Zur Entstehung u. Diagnose der Fractur des Orbitadaches, *Arch. f. path., Anat.,* XXXI, p. 362) : « ... Sans compter les autres causes d'hémorragies orbitaires, je veux rappeler qu'après des accouchements difficiles, surtout si l'emploi du forceps a été nécessaire, on trouve quelquefois des épanchements sanguins dans les orbites ou dans les paupières à l'autopsie des enfants, sans que l'on puisse trouver une fracture des os du crâne. »

Bergmann de son côté écrit (Verlezungen der Knochen des Schædels, *Handbuch der Allegem. u. spec. Chirurgie*, III, 1 Abth.) : « ... Enfin on connaît des cas où il y a beaucoup de sang épanché, non seulement à la suite d'un coup sur l'œil, mais aussi à la suite d'une chute sur le front ou sur la mâchoire, sans qu'il y ait fracture dans les parois de l'orbite. »

Ces faits ne sont pas suffisamment démonstratifs pour prouver la possibilité de la production d'épanchements sanguins indirects sans lésion des parois orbitaires.

Berlin, avant d'avoir étudié les pièces de von Hœlder écrivait à son tour : « Je n'ai jamais rencontré dans la littérature médicale une observation d'épanchement sanguin dans l'orbite sans fracture des os du crâne. Les observations de Lucas (De l'épanchement sanguin après des coups entre l'abdomen et le thorax, *Guy's Hosp. Rep.*, série III, vol. XIX, p. 432) ne représentent que des *subjonctival and palpebral ecchymoses*.

Après l'étude des observations de de Hœlder, Berlin conclut qu'il existe des cas d'hémorragie orbitaire suite de commotion du crâne sans fracture de la voûte orbitaire ni des autres parois de l'orbite. Notre travail nous conduit aux mêmes conclusions mais tandis que Berlin déclare que les faits de cette nature sont négligeables parce qu'ils sont tout à fait exceptionnels, nous pensons que de tels accidents doivent prendre place dans la pathologie et sont injustement relégués dans l'oubli.

De Hœlder a compulsé 124 cas de blessures du crâne observées par lui-même, sur lesquelles on constata 79 fractures orbitaires par continuité dont 69 présentaient des hémorragies intra-orbitaires ; les autres ne montraient que de minces couches sanguines étalées entre l'os et le périoste. Il en résulterait que dans le nombre des épanchements intra-orbitaires consécutifs à de violentes secousses de crâne, 91 à 92 p. 100 concorderaient avec des fractures des parois orbitaires, tandis que 8 à 9 p. 100 se présenteraient sans lésion osseuse.

OBSERVATION I

(De Hœlder, in Berlin)

Résumé. — *Traumatisme violent, lésions multiples du squelette : fractures des membres, des côtes, du bassin. —
Au crâne : nappes de sang péricérébrales, épanchement
dans les ventricules, déchirure cérébrale. — Dans l'orbite :
épanchement de sang dans le coussinet adipeux. — Intégrité des os du crâne et des parois de l'orbite.*

Veuve X..., âgée de cinquante ans, atteinte de mélancolie et
de délire de la persécution, dans un accès de manie aiguë saute
d'un troisième étage dans la rue, elle tombe sur les pieds et
les ischions. Transportée sans connaissance à l'hôpital, on constate à son arrivée de multiples lésions dans les diverses parties
du squelette : fracture des cinquième, sixième et neuvième côtes
droites ; de la troisième côte gauche ; fracture du sternum à
l'union du corps de cet os et du manubrium, double fracture
verticale des ischions. Les deux membres inférieurs présentent
également des fractures multiples. La voûte cranienne n'est
nullement endommagée, les symptômes cérébraux peuvent
cependant faire penser à une fracture de la base.

La malade meurt trois heures après sa chute dans un état
comateux avec respiration stertoreuse.

L'autopsie, pratiquée vingt-quatre heures après, montre, outre
les multiples lésions déjà signalées, des déchirures musculaires
produites par les esquilles osseuses, des épanchements sanguins
abondants au niveau des points fracturés.

La cavité abdominale est remplie d'une quantité considérable de sang extravasé dans l'espace sous-péritonéal ; l'exploration minutieuse de la base du crâne ne montre aucune solution de continuité dans le plan osseux, aucune fissure susceptible
d'expliquer les nappes de sang multiples qui se trouvent
répandues dans les différentes régions de la cavité cranienne.

L'espace sous-arachnoïdien est rempli par le liquide et par des caillots, on en trouve autant à la base de l'encéphale, depuis le chiasma jusqu'à la pointe de la faux du cervelet. Le fond du 3ᵉ ventricule est déchiré, établissant ainsi une large communication entre les espaces extra et intra-cérébraux, les ventricules latéraux sont également remplis ainsi que le ventricule moyen.

Du côté de l'orbite on remarque dans les parties molles divers épanchements. Dans le coussinet cellulo-adipeux qui comble l'espace libre situé en arrière de l'œil une nappe de sang surtout condensé autour du nerf optique, mais ne pénétrant pas dans sa gaîne. En regardant de près cet épanchement on remarque qu'il est constitué par de petits foyers hémorragiques correspondant à des artérioles dont les unes sont déchirées, les autres franchement rompues.

Ces épanchements minuscules sont de la grosseur d'un grain de millet de sorte que l'ensemble donne plutôt l'aspect d'un véritable piqueté rouge mais constitue toutefois par la confluence de ces éléments une masse assez importante. On constate l'intégrité des sutures et des surfaces osseuses. La dure-mère qui passe en arrière du trou optique et de la fente sphénoïdale est indemne de toute déchirure et établit une séparation très nette entre la loge de l'œil et celle qui contient le cerveau, elle est simplement déprimée au niveau des orifices précédents par l'hémorragie rétro-oculaire qui a transformé cet espace en caverne.

Les deux paupières de l'œil gauche sont également infiltrées de sang, les arcades orbitaires sont intactes.

Cette observation nous montre que le sang venait manifestement de l'orbite puisqu'il présentait de multiples petits foyers.

Le nerf optique était intact ; il est donc probable que si l'examen ophtalmoscopique avait été pratiqué, les vaisseaux rétiniens se seraient montrés absolument normaux.

Enfin retenons que le sujet était entraîné sur le sol avec une grande vitesse, étant donnée la hauteur de la chute ; ce sont là des conditions très favorables au développement d'un violent contre-coup.

OBSERVATION II

(De Hœlder, in Berlin)

Résumé. — *Traumatisme violent ; fractures multiples : côtes, bassin, fémur, etc. — Crâne : vaste caillot à la base du crâne, érosions cérébrales, large hématome dans la substance blanche. — Orbite : hématome rétro-oculaire communiquant avec le sang de la paupière. — Intégrité du crâne et des parois orbitaires.*

D..., âgé de trente-sept ans, mélancolie et manie de la persécution, saute du troisième étage dans la rue, tombe sur le côté droit du thorax et du bassin, mort deux heures après. A l'examen du corps on constate des désordres très graves dans le squelette. Toutes les côtes du côté droit sont fracturées, le pubis et l'ischion du même côté sont également fracturés, le fémur droit est également fracturé au niveau de son col chirurgical ; fracture du radius gauche qui a dû porter sur son extrémité pendant la chute, hématomes diffus dans ces différentes régions.

A l'ouverture de la cavité abdominale, pas de rupture des organes. Pas de sang dans le bassin. Dans la partie supérieure de l'abdomen, l'aspect n'est pas le même. Là les désordres sont très graves. Le foie est plongé dans une masse de caillots, tassé, comme ramassé en boule ; il semble remonter dans la cavité thoracique. L'organe détaché de ses adhérences, on constate une large déchirure de sa face convexe, la face inférieure du diaphragme avec laquelle l'organe est en contact présente également une déchirure à direction antéro-postérieure partant de son insertion costale jusqu'à la foliole postérieure du centre phrénique, ouverture béante qui a laissé passer le foie, lequel a plus ou moins refoulé le poumon et tous les organes du médiastin. L'examen des organes thoraciques ne révèle aucune lésion due au traumatisme.

La boîte cranienne est intacte, la base du cerveau repose sur une couche de sang coagulé de 3 millimètres d'épaisseur environ qui s'étend en arrière jusqu'au cervelet; à ce niveau les feuillets arachnoïdiens ne sont plus recouverts que par quelques caillots. La surface du cervelet est congestionnée et tachée par endroits par de petites apoplexies capillaires, à la surface de l'hémisphère droit de l'encéphale, on voit des déchirures plus ou moins étendues qui tranchent sur les sillons par leur teinte hémorragique; une coupe de la substance blanche montre un large foyer apoplectique de la grosseur d'une poire où le sang paraît fraîchement épanché. A l'extérieur du crâne, hématome dans l'épaisseur du muscle temporal droit occupant aussi la loge sous-jacente à l'aponévrose de ce muscle; dans le sens antéro-postérieur cet épanchement s'étend depuis la racine de l'arcade zygomatique, jusqu'à la fente sus-orbitaire.

L'exploration de l'orbite nous conduit sur un nouvel épanchement occupant cette cavité et localisé surtout dans l'espace rétro-oculaire; après extirpation des parties molles on constate l'intégrité des parois osseuses.

La paupière est également ecchymotique.

OBSERVATION III

(De Hœlder, in Berlin)

Résumé. — *Chute sur un tas de pierres. — Foyer sanguin dans la fosse temporale communiquant avec un foyer rétro-oculaire par la fente sphéno-maxillaire. — Ecchymose palpébrale. — Pas de lésion du squelette.*

C..., M..., âgé de soixante et un ans, étant ivre fit une chute sur un tas de pierres. Il meurt trois jours après. Dans cette chute le sujet se fit sur le côté gauche du crâne une blessure longue d'un pouce. A ce niveau on peut observer deux épanchements sanguins indépendants l'un de l'autre. La première nappe sanguine est sous-aponévrotique; la deuxième s'étend dans le muscle temporal et comble au-dessous de lui la fosse temporale. La collection ne reste pas limitée à cette zone et peut être suivie au delà. L'hématome occupe la fente sphéno-maxillaire et se poursuit dans l'orbite. La loge rétro-oculaire est en effet occupée par une collection sanguine qui infiltre la graisse de cette région. Les paupières sont ici le siège d'une ecchymose; aussi bien la paupière supérieure que la paupière inférieure. L'artère sylvienne porte sur son trajet une déchirure transversale qui intéresse à peu près la moitié de la circonférence du vaisseau. L'arachnoïde est également le siège d'un épanchement de sang.

On ne relève aucune fracture du crâne.

Cette observation nous permet de remarquer l'existence d'une lésion importante siégeant sur l'artère sylvienne. Cette lésion n'a pas été produite par une esquille même qui l'aurait déchirée directement puisque nulle part Hœlder n'a pu relever une fracture des os de la base. L'artère s'est déchirée sous l'influence du traumatisme, l'énergie du choc s'est transmise à la paroi osseuse du crâne qui a résisté tandis que le vaisseau sous-jacent se déchirait.

Dans cette observation, le sang rencontré au fond de l'orbite communiquait avec une collection située dans la fosse temporale; il est évident que l'on pourrait nous objecter que le sang avait coulé dans l'orbite de la région temporale qui était le siège primitif de l'hémorragie; c'est une hypothèse soute-

nable sans doute, mais l'origine du sang ayant pu
tout aussi bien siéger dans l'orbite, nous rangeons
cette observation parmi les hématomes par contre-
coup.

OBSERVATION IV

(Dr Hœlder, in Berlin.)

RÉSUMÉ. — *Chute d'un échafaudage. — Luxation de l'atlas,
hémorragie médullaire. — Épanchement sous-arachnoïdien,
hématome orbitaire. — Aucune lésion du squelette du
crâne.*

Dans cette observation, il s'agit d'un apprenti maçon âgé de
quatorze ans qui travaillait sur un échafaudage situé à la
hauteur d'un deuxième étage ; perdant l'équilibre il fut précipité sur le sol ; la mort fut immédiate. A l'autopsie on note
d'importantes lésions du côté du rachis et de la moelle épinière.
L'atlas a subi une luxation sur les vertèbres voisines, le bulbe
et la moelle épinière offrent des traces de contusion. Dans la
cavité cranienne on peut noter une vaste nappe sanguine étendue
entre les feuillets de l'arrachnoïde sur la plus grande partie de
l'hémisphère cérébral gauche.

Dans l'orbite existe un épanchement de sang peu abondant
siégeant dans la graisse rétro-oculaire du côté gauche. Les
paupières présentent de fortes ecchymoses ; au menton se voit une
déchirure longue de 3 centimètres sous laquelle s'étend une
hémorragie notable.

Malgré les soins apportés à l'étude du squelette on ne
découvre aucune lésion osseuse.

Comme dans les observations précédentes, nous
sommes en présence d'un traumatisme violent

accompagné de rupture des vaisseaux du crâne sans
que l'on puisse trouver une cause capable de provoquer une déchirure vasculaire.

OBSERVATION V

(De Hœlder, in Berlin.)

Résumé. — *Chute d'une grande hauteur avec désordres multiples du côté du squelette. — Au crâne : intégrité du
squelette, hémorragies sous-arachnoïdiennes. — Aux orbites :
épanchements communiquant avec des ecchymoses palpébrales.*

B..., domestique, âgé de vingt-six ans, fit une chute dans une
carrière, il fut précipité d'une hauteur de 80 pieds sur le sol. La
mort fut immédiate. A l'autopsie, on relève de nombreuses
lésions du squelette. A droite, une luxation de l'humérus
s'accompagne d'une fracture de l'apophyse coracoïde. La première et la deuxième côte sont également fracturées. Par contre
le squelette du crâne est absolument intact. Sous la peau du
crâne s'étend une nappe sanguine qui occupe une surface d'une
étendue d'un pouce carré environ. Après l'ablation de la
calotte crânienne, les méninges s'offrent aux yeux sous l'aspect
d'une vaste surface hématique ; toute l'étendue des circonvo-
lutions cérébrales, aussi bien à la voûte qu'à la base, est recouverte par un vaste épanchement sanguin.

Les ventricules sont également le siège d'une hémorragie.
Sur leurs parois se créent des foyers d'hémorragie et dans la
substance blanche s'étendent en rayonnant suivant deux bandes
de petits groupes de capillaires qui se sont rompus.

Enfin les deux orbites sont occupées en arrière de l'œil par
des caillots de sang noir qui se continuent avec l'infiltrat qui
occupe les paupières des deux côtés.

Dans toutes ces observations recueillies par von Hœlder, on est en présence de faits précis et à l'abri de toute contestation. Hœlder a toujours eu la précaution de détacher la dure-mère dans toute son étendue ainsi que le périoste de l'orbite.

Le point soupçonné d'être le siège d'une fracture était toujours examiné avec l'ongle de l'index, puis avec la pointe d'un scalpel. Cette pointe s'introduit dans les fissures osseuses bien plus largement que dans les petits sillons vasculaires.

« Le couteau est serré, dit von Hœlder, avec beaucoup plus de force dans les fissures que dans les sillons étroits des vaisseaux avec lesquels il est très facile de les confondre. »

On pourrait objecter que la macération des os, qui seule est une épreuve décisive, n'a pas été pratiquée, mais les précautions prises rendent l'erreur fort improbable.

Dans ces cinq cas de Hœlder décrits dans le travail de Berlin, il s'agit d'une chute d'un lieu élevé, dans aucun cas il n'y avait de fracture de la voûte ou des parois de l'orbite. Chez le premier sujet, l'épanchement de sang dans le coussinet graisseux orbitaire se caractérise par des épanchements nombreux de la grosseur d'un grain de millet ; nul doute, par conséquent, qu'il provienne des vaisseaux même de la cavité. Dans les autres autopsies, le sang épanché dans la loge communiquait quatre fois avec une collection sanguine des paupières, une fois avec un foyer sanguin de la fente temporale par la fente sphéno-maxillaire.

On peut donc se demander dans ces cas si le liquide provenait bien des vaisseaux de la cavité, mais il n'y a aucune raison qui plaide contre cette origine.

A côté de ces cas de von Hœlder se place l'observation que nous devons à l'obligeance de M. le professeur agrégé Rollet.

OBSERVATION VI (inédite)

Résumé. — *Chute par l'éboulement d'un mur. — Luxation de la 6e vertèbre cervicale, subluxation sterno-claviculaire droite. — Hématome orbitaire sans fracture du crâne ni des parois de l'orbite. — Autopsie.*

Ferdinand M... entré le 3 janvier 1900 à l'hôpital de la Croix-Rousse, salle Saint-Pothin n° 15, service de M. Rollet. Le sujet se trouvait placé sur un mur qu'il était occupé à démolir, quand brusquement ce mur s'effondra entraînant avec lui l'ouvrier qui fut pris sous les débris.

Il est dégagé immédiatement et amené à l'hôpital dans un état de perte de connaissance incomplète. On constate une large plaie du cuir chevelu ; les téguments sont décollés sur une vaste étendue et le lambeau est retourné sur l'oreille droite.

Revenu à lui, le malade se plaint de douleurs lombaires et d'une douleur vive qu'il localise au niveau de la sixième vertèbre cervicale. En ce point on reconnaît très nettement les apophyses des sixième et septième vertèbres cervicales. L'apophyse de cette dernière vertèbre était déjetée à gauche et s'écartait de quelques millimètres de celle de la sixième vertèbre cervicale. Outre cette lésion, le malade présentait encore une luxation sterno-claviculaire droite. A l'exploration de la colonne lombaire, au niveau du point douloureux, on ne remarque rien d'anormal.

Du côté des membres inférieurs, on relève une paraplégie

flasque complète, le dos du pied est tombant, les mouvements sont tous complètement abolis et la sensibilité au tact et à la piqûre a disparu.

Aux membres supérieurs, on note que les différents articles sont en flexion les uns sur les autres avec un léger degré de contracture; un certain état de parésie est manifeste.

Le malade peut bien un peu remuer les doigts de la main, mais il est incapable de serrer. La sensibilité au tact et à la piqûre est également disparue, on transperce les membres avec une épingle sans provoquer de réflexe, toutefois il semblerait que le domaine du cubital a gardé quelque sensibilité.

Insensibilité des parois abdominales et thoraciques.

A la face on ne constate pas de déviation, ni des yeux ni de la bouche.

Aux yeux, tous les mouvements sont pénibles, les conjonctives ne sont pas ecchymotiques à l'entrée. Le pouls est bon, le malade ayant repris connaissance peut causer à son entourage.

La température est 38°.

Dans la nuit la température s'élève et le malade délire.

Le matin la respiration devient stertoreuse, le diaphragme toutefois fonctionne normalement et l'on ne remarque pas de Cheyne-Stokes.

Une ecchymose très abondante apparaît sous la conjonctive douze heures après l'accident.

La connaissance du malade s'obscurcit, ce n'est qu'avec peine qu'on peut en tirer quelques mots, mal articulés et plus ou moins en rapport avec les questions posées. La température est très élevée (41°3). Le pouls est rapide.

Depuis son accident le malade n'a pas eu de selle ni de miction.

Il meurt dans le coma le soir à 8 heures.

A l'autopsie. — L'aponévrose épicranienne est en partie arrachée, la portion supérieure du muscle temporal droit est en partie arrachée des insertions que ce muscle prend dans la partie supérieure de la fosse temporale. Le crâne dépouillé de toutes ses parties molles est l'objet d'un examen minutieux;

on ne constate absolument aucune trace de fracture, sur la voûte du crâne. La calotte cranienne est alors détachée. Les parois osseuses sont très épaisses. La dure-mère adhère fortement à l'os ; c'est là la seule particularité que l'on note sur les enveloppes cérébrales. L'encéphale est enlevé à son tour ; il ne présente rien à signaler. On peut dès lors examiner la base du crâne ; elle est intacte, les os ne portent aucune solution de continuité. La voûte orbitaire également explorée n'est le siège d'aucune fracture ; cette constatation établie, on fait sauter la paroi supérieure de l'orbite du côté droit à l'aide de la gouge et du maillet. Le trou optique est ainsi ouvert et on a sous les yeux un épanchement sanguin abondant. Il occupe le fond de la pyramide orbitaire et se trouve limité en avant par le globe de l'œil. Le sang épanché dans cet espace est infiltré dans la graisse de cette cavité et, fusant sous le globe de l'œil, se continue avec l'ecchymose sous-conjonctivale.

L'œil est énucléé avec le nerf optique.

Du côté du rachis, on met à nu la portion cervicale du squelette et l'on constate une luxation de la sixième vertèbre cervicale sur la septième vertèbre compliquée d'arrachement musculaire et de fracture. L'apophyse épineuse de la sixième vertèbre cervicale est fortement déviée à gauche et en haut. La partie postérieure du corps de cette vertèbre fait un angle saillant dans le canal rachidien et l'on sent du côté gauche de la colonne et à ce niveau une crête rugueuse et irrégulière allongée suivant le sens vertical et paraissant due à un trait de fracture intéressant la partie latérale de la sixième vertèbre cervicale. La moelle, dont les enveloppes sont intactes, est tendre ; elle ne présente rien de particulier à la coupe.

Dans les observations de Hœlder précédemment citées, il s'agissait de traumatismes d'une violence extrême avec fractures multiples des os, des membres, du bassin, etc. ; souvent le contre-coup était tel que le cerveau était lui-même déchiré. Dans la plupart de ces cas, l'arachnoïde était le siège d'un épanchement sanguin plus ou moins étendu témoignant de l'intensité du choc. Dans l'observation précédente, les désordres sont moins marqués, l'encéphale n'a pas même subi la moindre contusion. Ce cas est donc un bel exemple d'hémorragie extra-orbitaire par contre-coup. Le sang accumulé dans l'orbite provenait de la blessure des vaisseaux de la région, car les parois osseuses étant intactes, sa source ne sera pas cherchée dans l'os ou dans le périoste. La fosse temporale n'était pas — comme dans l'observation III de de Hœlder — le siège d'un épanchement qui aurait pu pénétrer par la fente sphéno-maxillaire pour couler dans l'orbite. Enfin les paupières n'étaient pas infiltrées de sang, ce n'est donc pas non plus par ce côté qu'était venu le sang de l'orbite. L'hématome rétro-oculaire s'était fait sur place par rupture des vaisseaux orbitaires. Le sang épanché infiltrant de plus en plus les tissus ambiants était même apparu en avant de l'œil sous forme d'ecchymose sous-conjonctivale.

Le traumatisme dans ce cas a pour ainsi dire dirigé toutes ses forces du côté de l'orbite droit, les os ont résisté, les vaisseaux se sont rompus et l'hémorragie s'est produite.

Les six cas précédents appartiennent à une même famille de traumatismes, chute sur la tête. Les observations qui vont suivre ont trait à des hématomes produits d'autre façon, soit par choc direct, coups de bâton, par exemple ; soit par compression, comme cela peut se produire sous l'action du forceps.

OBSERVATION VII

(De Hœlder, in Berlin.)

Résumé. — *Choc droit du crâne. — Épanchement sanguin orbitaire et ecchymoses palpébrales. — Pas de lésions osseuses.*

F. W..., vigneron, âgé de quarante-six ans, reçut sur le côté gauche du crâne un coup de hache émoussée. Le malade, meurt après huit jours. L'examen des os du crâne montre l'absence de fracture au point contus, toutefois sous l'influence du choc une fracture s'est produite entre le pariétal, le temporal et l'occipital ; mais on ne trouve aucune autre lésion du squelette. Le sujet a succombé à la suite du développement d'un abcès cérébral accompagné d'une thrombose du sinus transverse ; ce canal est occupé par un caillot noir qui peut être suivi jusque dans la veine jugulaire droite.

Les deux paupières de l'œil gauche sont ecchymosées.

L'épanchement sanguin de la paupière supérieure s'étend d'une manière continue dans l'orbite; il contourne l'œil et suivant la lame papyracée de l'ethmoïde s'étend dans le fond de l'orbite. Nulle part on ne rencontre de lésions osseuses. La lame papyracée est intacte ainsi que les parois orbitaires.

L'hémorragie orbitaire relevée dans cette observation relevait d'un choc direct, mais ce dernier a porté son action bien loin du point touché. Les lames osseuses ont transmis au loin les vibrations qu'a fait naître l'agent contondant et les organes de l'orbite n'ont pu résister à ce contre-coup.

Dans les observations suivantes, l'extravasation sanguine s'est produite sous l'influence d'une cause traumatique agissant en dehors de l'orbite. Elles n'ont pas été suivies d'autopsies, aussi ont-elles été mises à part mais nous les transcrirons néanmoins à cause de l'intérêt qu'elles présentent.

« Dans le cas suivant un coup de pied sur la joue détermine probablement la rupture de quelque branche de l'artère ophtalmique : de là l'épanchement sanguin qui fut diagnostiqué. » (Demarquay.)

OBSERVATION VIII

(Delafield : *Notes to Travers' synopsis, etc.*, p. 179.)

Un homme reçoit d'un aliéné qu'il cherchait à contenir, un coup de pied qui porta sur la joue, juste au-dessous de l'œil droit. Il fut pris immédiatement de diplopie verticale, c'est-à-dire que chaque objet qu'il regardait lui paraissait double, l'une des images étant située au-dessus de l'autre. On sentait à une assez grande profondeur dans l'orbite un gonflement dur, situé au-dessous du globe de l'œil, constitué par du sang extra-vasé et refoulant un peu l'œil en haut. Lorsqu'on mettait le doigt au-dessous de l'autre œil, et qu'on exerçait une compression vers le fond de l'orbite, la diplopie cessait immédiatement, parce que l'on faisait alors correspondre l'axe optique de l'œil sain avec celui de l'œil malade. Ce symptôme disparaissait dès qu'on enlevait le doigt. Le sang extravasé fut graduellement absorbé, et au bout de quelques semaines la vision était redevenue normale.

Dans l'observation suivante, l'auteur attribue la diffusion sanguine au chevauchement trop prononcé des os du crâne dans le travail de l'accouchement.

OBSERVATION IX

(Redemans : *Annales d'oculistique*, t. XXVII, p. 89.)

Exophtalmie produite par un épanchement sanguin deux heures après la naissance, par suite de l'application du forceps.

Une femme de vingt-sept ans avait déjà eu cinq couches anté-rieures, toutes terminées par le forceps, toutes ayant amené des enfants morts. Il y avait chez elle un rétrécissement notable du détroit antéro-postérieur. Redemans, appelé pour un sixième accouchement, jugea que les premiers enfants avaient succombé parce qu'on les avait laissés trop longtemps au passage et se proposa d'agir aussitôt que la dilatation du col le lui permet-trait; il appliqua donc le forceps de bonne heure, et eut la joie d'extraire un enfant vivant, bien constitué et dans un état satisfaisant. Mais, deux heures après l'accouchement, on le rap-pela en toute hâte : l'œil droit était sorti de l'orbite; cet œil conservait ses mouvements, les muscles étaient fortement tendus, et les paupières paraissaient s'enfoncer dans la cavité orbitaire, pour se prêter à la tension de la conjonctive qui était largement mise à découvert et offrait des traces très prononcées d'infiltration sanguine. Il y avait également infiltration de l'œil et de la paupière du côté opposé, mais à un degré beaucoup moindre. L'auteur essaya alors au moyen des doigts de réduire le globe oculaire, mais il ne put y parvenir. Une ponction entre le droit externe et le petit oblique ne laissa sourdre que quelques gouttes de sang, c'était insuffisant pour permettre la rentrée du globe. Malgré des applications froides et la compres-sion, le gonflement se maintint; bientôt la cornée perdit sa transparence, la muqueuse de l'œil s'enflamma, fournit une certaine quantité de suppuration; la cornée s'ulcéra et livra passage aux divers liquides contenus dans l'organe visuel,

Alors seulement la masse s'affaissa et les paupières reprirent leur position normale pour recouvrir le moignon. L'autre œil également infiltré redevint normal au bout d'un certain temps.

A quelle cause devait être rapportée cette double infiltration ? Redemans l'attribue à un chevauchement trop prononcé des os du crâne dans son passage à travers le détroit rétréci.

CHAPITRE II

Anatomie.

—

Nous rappellerons tout d'abord quelques notions d'anatomie normale avant d'étudier l'hématome rétro-oculaire. Étant donné que nous chercherons à appuyer l'explication que donne M. Rollet dans le *Lyon médical* sur le mode de production de l'hémorragie orbitaire, à savoir que l'œil subit dans une chute un contre-coup assez violent pour le secouer au point de briser une ou plusieurs de ses attaches vasculaires ; il était intéressant de savoir quelle est la capacité d'un orbite pour la comparer au volume de l'œil. Le rapprochement de ces deux chiffres doit être considéré et enfin nous retracerons ici quelques points relatifs à la disposition des vaisseaux orbitaires et à la statique de l'œil dans l'orbite.

Le calcul mathématique du volume de la cavité orbitaire a constamment donné à Gayat les chiffres suivants :

Chez un enfant de dix ans 22 centimètres cubes.

Sur 11 décapités la moyenne de 29 c.c. 828 avec les chiffres extrêmes de 25 et 33 centimètres cubes.

Le globe oculaire offre un volume de 7 centimètres cubes à peu près. On peut donc remarquer que l'œil pourra dans des secousses violentes subir des mouvements de projection assez étendus sans s'échapper de l'orbite et exercer dans ces conditions des tiraillements violents sur les organes qui contribuent à le fixer dans la position qu'il occupe à l'état normal.

Ces chiffres n'ont évidemment qu'une importance relative car l'œil ne se meut pas dans une cavité sphérique, il n'occupe pas le centre d'une sphère creuse à une distance égale des parois puisqu'il est placé dans une excavation de forme conoïde dont le fond ne lui est pas accessible car son diamètre est à un moment donné plus grand que la surface de l'orbite. Sappey qui a fait de nombreuses mensurations de l'orbite donne comme diamètre antéro-postérieur de cette cavité 40 à 50 millimètres et pour le globe oculaire 23 $^m/^m$ 6 et montre que le globe oculaire occupe à peu près la moitié antérieure de la cavité de l'orbite. Cette situation varie d'ailleurs légèrement suivant la saillie plus ou moins grande de l'œil en avant. Il n'est éloigné des parois supérieures et inférieures que de quelques millimètres et plus rapproché de la paroi interne que de la paroi externe.

L'orbite a à peu près la forme d'une pyramide quadrangulaire tronquée.

Le fond de cette pyramide présente des orifices de communication avec le crâne par le trou optique et la fente sphénoïdale. C'est par ces espaces que s'engagent les vaisseaux oculaires. Par le trou optique passent l'artère ophtalmique et le nerf optique. Par la fente sphénoïdale s'échappe la veine ophtalmique tandis que pénètrent les trois branches de l'ophtalmique de Willis et les trois nerfs moteurs de l'œil ainsi que la racine sympathique du ganglion ophtalmique. Ces orifices pourraient devenir des voies de pénétration du sang dans l'orbite. Un épanchement dans la cavité cranienne pourrait suivre le trajet d'un tronc vasculaire ou nerveux pour se répandre dans la graisse de l'orbite.

Tous les organes contenus dans la loge postérieure de l'orbite sont entourés par un tissu cellulo-graisseux abondant. Lorsque sur le cadavre, après avoir enlevé la masse encéphalique, on fait sauter la paroi supérieure de l'orbite, la graisse apparaît sous forme d'une hernie au travers du premier orifice osseux. C'est une masse molle recouverte par les fibres musculaires rosées attachées au fond de l'orbite. La pince détache de petits amas de cette graisse qui adhère assez intimement au nerf optique. Par sa mollesse, son élasticité, sa compressibilité, ce tissu sert de support, de coussinet à l'aponévrose orbito-oculaire et médiatement au globe de l'œil. Il n'est cependant pas absolument isolé des organes iridiens. Par la fente sphéno-maxillaire, ce tissu se continue avec le tissu de même nature qui occupe les fosses temporales et ptérygo-maxillaire.

Nous avons vu que dans l'observation III citée plus haut, le sang s'est engagé par cette voie. Par la gaine du releveur et par des ouvertures accidentelles, surtout chez les femmes et chez les enfants, il communique avec le tissu cellulaire de la loge anté-rieure.

L'œil est séparé du coussinet graisseux par l'aponé-vrose de Ténon ou aponévrose orbitaire, qui est en réalité « une toile celluleuse, lâche, lamelleuse, gri-sâtre, demi-transparente comme le tissu conjonc-tif entourant toute la portion scléroticale du globe de l'œil » (Tillaux) ; se continuant avec le tissu qui entoure la sclérotique, elle va prendre insertion sur le pourtour de l'orbite. Elle établit ainsi entre le globe, le tissu sous-conjontival plus en avant, et les graisses de l'orbite une cloison complète. Si elle n'est pas déchirée, le sang qui des graisses de l'orbite viendra apparaître dans la conjonctive, devra préala-blement imbiber cette cloison dans sa portion ocu-laire pour les ecchymoses sous-conjonctivales, dans sa portion palpébrale pour les ecchymoses des pau-pières.

L'artère ophtalmique résume la circulation arté-rielle de l'œil. Elle naît de la carotide interne au milieu de l'apophyse clinoïde antérieure, s'engage dans le trou optique et pénètre dans la cavité orbi-taire.

Dans cette cavité, elle est située tout d'abord en dehors du nerf optique ; entre le nerf de la sixième paire et le muscle droit externe, changeant bientôt de direction, elle oblique en dedans, croise le nerf optique en passant au-dessus, elle se place ensuite en dedans pour se porter vers l'angle interne de l'orbite où elle se termine en s'anastomosant avec la faciale.

Elle fournit onze branches collatérales dont la plupart donneraient du sang en arrière de l'œil ; quelques-uns de ces rameaux sont très grêles, assez longs et partant très fragiles.

La veine ophtalmique ramène au sinus caverneux le sang de l'orbite. Elle offre une distribution en rapport avec celle de l'artère.

Les vaisseaux dans l'orbite sont donc extrêmement nombreux, petits, ils fournissent généralement peu de sang après l'extirpation du globe de l'œil. Cette gracilité vasculaire explique le développement lent des collections orbitaires et rend compte du temps parfois considérable qu'elles mettent à imbiber le tissu cellulaire du voisinage pour apparaître sous la conjonctive et dans les paupières. Au point de vue physiologique, la circulation intra-orbitaire doit être considérée comme une dépendance de la circulation cérébrale et soumise aux mêmes lois que celle-ci (Ellis : *the Boston med. and. surg. Journal*, avril 1887).

Le globe oculaire occupe toute la loge antérieure de l'orbite en avant de la capsule de Ténon. Il est suspendu dans l'orbite et maintenu en équilibre constant aussi bien à l'état statique qu'à l'état dynamique par les muscles droits et obliques. Les muscles droits étant rétracteurs du globe, les muscles obliques protracteurs, ces deux forces opposées se font équilibre. L'œil peut ainsi tourner autour de son centre de figure tout en étant suspendu dans l'orbite.

Le sang épanché dans le fond de l'orbite occupe l'espace comblé par les parties molles comprises entre le pôle postérieur de l'orbite et les parois de la cavité orbitaire. Il s'étend dans tout cet espace dont il revêt la forme. La masse hématique est ainsi un tronc de pyramide déprimé en godet par la sphère oculaire ; elle pousse des prolongements en avant sur le pourtour de l'œil et parfois en arrière au travers des trous du crâne.

La collection est en rapport sur tout son pourtour avec les parois osseuses de la cavité qui la contient, et en avant elle confine à l'œil qui laisse son empreinte déprimée sur sa base. Dans son épaisseur s'engagent les branches vasculaires de l'artère et de la veine ophtalmique, les nerfs de l'œil ainsi que le tronc du nerf optique. Le nerf optique est ainsi plongé au milieu de l'infiltration. Nous regrettons de n'avoir à consigner qu'un seul examen du nerf optique, celui qui est relaté dans l'observation I. Dans ce cas la gaine du nerf n'était le siège d'aucune hémorragie. Tous les épanchements sanguins de la gaine du nerf que nous avons pu relever étaient consécutifs à des fractures de l'orbite. Hœlder a dressé une statistique de 73 cas de fractures orbitaires et il a trouvé très fréquemment une hémorragie des gaines.

Peut-il se produire une hémorragie dans la gaine du nerf par contre-coup ? Cette question ne pourra être tranchée que par l'observation des faits cliniques. « Le nerf optique reçoit ses vaisseaux de sources multiples. L'artère centrale de la rétine, tout d'abord, abandonne quelques vaisseaux, toujours fort grêles, à la portion tout antérieure du cordon nerveux. Le reste de sa portion intra-orbitaire est irrigué par les artères ciliaires. Enfin les deux portions intra-canaliculaire et intra-cranienne reçoivent quelques fines artérioles de la cérébrale antérieure. » (Testut.) Dans les fractures, l'hémorragie se produit le plus souvent par déchirure car la gaine du nerf adhère solidement au périoste. — Une hémorragie sous-vaginale se produit et peut ainsi comprimer le nerf. Si la littérature médicale est muette sur la question de savoir si une hémorragie dans la gaine du nerf optique peut se produire en dehors des fractures de l'orbite on doit penser qu'un hématome abondant bridé par l'orbite pourrait comprimer le nerf optique ou le ganglion ophtalmique et entraîner des signes pupillaires et ophtalmoscopiques. Cependant, Pagenstecher (*Arch. f. Augenheilk.*, XII, p. 148) admet que seuls les épanchements intra-vaginaux peuvent donner des troubles ophtalmoscopiques et il cite le cas d'une hémorragie due à un choc direct et ayant amené un arrêt circulatoire tel que la rétine offrait un aspect comparable à la porcelaine. Pour cet auteur la compression dans l'entonnoir orbitaire ne peut donner aucun phénomène ophtalmoscopique bien que l'on puisse rencontrer des troubles fonctionnels tels que diplopie, changement de réfraction.

Le sang épanché en arrière du globe oculaire est infiltré dans la graisse rétro-oculaire « comme dans une éponge » (de Wecker); il se coagule dans les mailles du tissu adipeux et n'en peut plus sortir. Il imprègne les tissus et forme un caillot qui n'a aucune tendance à s'écouler. Ce fait, signalé par Jüncken (*Lehr. von den Augenkrankheiten*, p. 768, 1832), Carron du Villards (*Ann. d'ocul.*, sept.-oct. 1858), a

encore été constaté par les opérateurs qui ont tenté
l'extraction des corps étrangers ou des tumeurs de
l'orbite. La difficulté qu'éprouve le sang à s'écouler
est encore mise en relief dans ces cas si l'on écarte
les parois de la voie suivie par les instruments.

Ainsi, le sang accumulé dans le fond de l'orbite
ne coule pas vers les parties déclives. Cette notion
a deux conséquences à retenir : d'une part, le sang
progresse dans l'orbite par imbibition de proche en
proche et, d'autre part, on explique ainsi l'apparition
tardive des ecchymoses sous-conjonctivales et palpébrales dans les épanchements orbitaires. Le sang, en
effet, s'infiltre dans le tissu cellulaire lâche de la
cavité orbitaire, le liquide gagne ensuite de proche
en proche, du fond vers la base de l'orbite, en suivant
les mailles du tissu cellulaire sous-conjonctival. Il
pénètre ainsi jusqu'à la face postérieure des paupières. Dans ce point existe un feuillet aponévrotique qui s'étend du pourtour de l'orbite au cartilage
tarse et qui oppose un obstacle à la progression
ultérieure du sang. Ce n'est qu'après avoir traversé
cette aponévrose que le liquide s'étend au tissu
cellulaire de l'épaisseur de la paupière. Toutefois, il
faut remarquer qu'une autre condition intervient
pour apprécier la marche de l'hémorragie, c'est la
quantité de sang qui a coulé. Si le sang est en quantité abondante, il y aura production d'un exophtalmos
rapide et très vite pourra apparaître un bourrelet
produit par le sang épanché sur le pourtour du globe
et surtout à la partie inférieure, mais si l'hémorragie
est peu abondante, il se fera une infiltration qui

pourra même être insuffisante pour imbiber tout le chemin qu'elle aurait à parcourir pour arriver jusqu'à la conjonctive et qui en tout cas ne parviendra qu'après un temps assez long en avant de l'œil.

L'hématome orbitaire a tendance à se résorber en trois ou quatre semaines. Carron du Villards prétend avoir vu le sang épanché se transformer en tumeur fibro-sanguine. Ces transformations ne sont pas plus démontrées que le passage à la suppuration admis par Maître Jean.

CHAPITRE III

Pathogénie

L'existence des hématomes orbitaires par contre-coup, en dehors de toute lésion du squelette, est ainsi bien établie par ces observations publiées dans les lignes qui précèdent et nous acceptons pleinement l'explication fournie par M. le professeur agrégé Rollet, dans le *Lyon médical* du 27 avril 1902, p. 629 : « Dans un choc violent, les branches de l'artère ophtalmique sont secouées comme celles d'un arbre, tandis que le tronc ophtalmique reste fixé solidement dans le canal optique. Quoi d'étonnant que certains rameaux soient arrachés, et cèdent surtout vers leurs attaches terminales. »

Les vaisseaux sanguins peuvent se rompre dans l'orbite comme dans la boîte cranienne sans être déchirés par une esquille osseuse. Nous ne pouvons pas étendre à la cavité orbitaire les lignes suivantes écrites par Gérard-Marchant dans sa thèse : « Nous repoussons comme non démontrée cette opinion d'après laquelle une secousse du crâne

pourrait amener la rupture des vaisseaux de cette
cavité. » G. Marchant fournit une explication
particulière pour rendre compte des hémorragies
suite de contusion encéphalique. Cette pathogénie
est inacceptable ici. Sans doute, dans le plus grand
nombre des observations qui sont rassemblées dans
le premier chapitre de cette thèse, les épanchements
de sang en arrière de l'œil coexistent avec des con-
tusions cérébrales, mais les hémorragies de l'orbite
et du cerveau ne relèvent pas de la même cause.
Gérard-Marchant explique les lésions encéphaliques
par la théorie du cône de dépression et du cône de
soulèvement, mais pour nous, une « secousse » du
crâne peut rompre un ou plusieurs vaisseaux de l'orbite. Nous avons noté dans les observations de de
Hœlder des nappes de sang péricérébrales, des
épanchements dans les ventricules, des déchirures
eérébrales, des hémorragies sur la paroi des ventricules, des ruptures vasculaires dans l'épaisseur du
tissu nerveux encéphalique.

Ce sont là des lésions qui ne sont pas constantes
comme le prouve l'observation VI recueillie à Lyon.
Dans ce cas le cerveau était intact ; nulle part le tissu
nerveux encéphalique n'était le siège de contusion
ni d'extravasation sanguine ; il est donc vraisemblable
d'admettre un genre de cause spéciale pour expliquer
l'hématome trouvé dans l'orbite.

D'une façon générale les hémorragies cérébrales
par contre-coup peuvent siéger au point lésé, du côté
opposé en restant à la surface des hémisphères, inté-
resser la paroi des ventricules ou bien l'épaisseur du

tissu nerveux. Gérard-Marchant admet qu'au point de la voûte cranienne qui subit le traumatisme se produit un cône de dépression : la lame osseuse étant élastique se déprime au point percuté ; une sorte de cupule s'établit ainsi brusquement ; elle répond du côté de la cavité du crâne à une saillie qui frappe le cerveau. Du côté opposé du crâne à gauche si le choc a porté du côté droit se produit un cône de soulèvement qui rétablit pour le cerveau incompressible une cavité dont la forme s'est modifiée mais dont le volume est resté le même. C'est une application du principe énoncé par Pascal sur la transmission par les liquides des pressions qu'ils reçoivent. La position du cône de soulèvement varie avec la direction de la ligne que suit la force contondante. La dure-mère, dans les parties où elle est décollable, suit la surface des cônes de dépression et de soulèvement mais quand le tissu osseux revient brusquement à sa position primitive la dure-mère tendue par la poussée et brusquement abandonnée peut se rompre et ainsi s'expliquent les hémorragies du côté de la lésion et sur un point diamétralement opposé.

Les vaisseaux de la dure-mère se déchirent par distension.

Quant à la déchirure des vaisseaux de la paroi des ventricules et des vaisseaux qui irriguent le tissu nerveux, elle est liée à la pression du liquide céphalo-rachidien ; au moment de la formation des cônes osseux, le liquide céphalo-rachidien comprimé transmet son ébranlement aux parois ventriculaires et jusque dans l'épaisseur de la substance blanche.

Dans l'orbite se produit un contre-coup qui détermine la rupture d'une branche vasculaire. Le terme
de contre-coup est employé fréquemment dans la
pathologie des traumatismes et avec des sens différents. Pour nous l'effet du contre-coup se fait sentir
comme suit d'une façon générale : le crâne est placé
à l'une des extrémités d'une chaîne de pièces
osseuses solidement unies entre elles. Ces pièces
possèdent une certaine solidité et jouissent de pro-
priétés élastiques évidentes ; un choc supporté par
l'une des pièces peut se transmettre à l'autre bout de
la chaîne sans que la première pièce touchée soit
fracturée, elle se tasse, se courbe, se plie mais
résiste. — La zone frappée transmet ainsi le choc du
corps vulnérant jusqu'à l'orbite. Les parois orbitaires
résistent comme le crâne lui-même et tout se borne
à une violente secousse. C'est cette secousse qui agit
sur les parties molles de l'orbite.

L'œil est protégé en arrière par le coussinet adipeux
qui occupe le fond de l'orbite ; d'ailleurs la course du
globe oculaire est limitée en arrière par le rétrécissement progresssif de l'entonnoir orbitaire. Les
muscles orbitaires grâce à leur tonicité aident à
maintenir l'œil en place; il en est de même de la
contention produite par l'orbiculaire et le fascia tarso-
orbitaire. Toutes ces raisons s'opposent au tiraillement
et à la rupture des vaisseaux. Ceux-ci d'ailleurs sont
peu mobiles par suite de la graisse qui les environne.
Le sang paraît donc devoir s'épancher difficilement
dans l'orbite et il faut en effet une violence considérable pour qu'une hémorragie se produise.

Les forces qui produisent les lésions peuvent agir de différentes façons. Le plus souvent, nous l'avons vu, il s'agit de chute d'une grande hauteur. Dans un deuxième cas un choc direct produit la rupture et enfin dans un troisième cas c'est par compression que l'hématome s'est constitué.

Considérons une chute sur la tête. Le corps qui tombe d'une certaine hauteur arrive sur le sol animé d'une grande vitesse. L'œil pendant toute la durée du déplacement s'est tenu appliqué contre la paroi de l'orbite la plus déclive, contre la zone qui pendant la chute était la plus rapprochée du sol. Au moment de l'arrêt brusque du crâne sur le sol, l'œil est projeté contre la paroi opposée de l'orbite avec une force qui est directement en rapport avec la vitesse du corps au moment où il heurte le sol. Le poids du corps est encore un facteur qui intervient. Cette secousse violente de l'œil qui frappe successivement les parois opposées de l'orbite suffit pour rompre les vaisseaux. Ce qui se passe — qu'on nous permette cette comparaison — est en somme un peu analogue à ce qui a lieu lorsqu'on secoue un pinceau. Si l'on prend un pinceau sec et qu'on le plonge dans une poudre fine, un certain nombre de grains restent attachés aux poils. Le pinceau étant tenu par l'extrémité opposée pourra être déplacé, secoué avec assez de douceur pour que la poussière reste adhérente ; mais que l'on vienne à arrêter brusquement le pinceau sur une tige dure et un certain nombre de grains vont se séparer des poils qui les portaient. La force qui détache les grains peut à un degré plus marqué détacher les vaisseaux de leur insertion oculaire ou les briser dans un autre point de leur trajet.

Quand il s'agit d'un choc direct le mécanisme des lésions doit être le même. Un coup de bâton, un coup de pied de cheval, par exemple secoue assez violemment la tête pour que l'œil heurte avec force contre l'orbite.

Quant à l'hématome orbitaire produit à la suite de la compression par le forceps il ne semble pas relever de la pathogénie précédente et l'explication fournie par Redemans (v. obs. IX), « chevauchement trop prononcé des os du crâne », nous semble insuffisante.

CHAPITRE IV

Étude clinique.

—

L'étude clinique des épanchements sanguins qui occupent la loge postérieure de l'orbite ne peut être faite avec les seuls renseignements fournis par les observations d'hématomes orbitaires par contre-coup. Ces observations sont actuellement trop rares pour cela. Les faits de Hœlder sont surtout des relations d'autopsie qui démontrent l'existence des lésions qui nous occupent mais n'en exposent pas le tableau clinique. Dans le cas que nous rapportons le blessé présentait les signes habituels des fractures du crâne ; seule l'apparition d'une ecchymose sous-conjonctivale, douze heures après le traumatisme, révélait la présence du sang dans la région rétro-oculaire.

D'ailleurs en dehors des signes qui accompagnent les grands traumatismes quelle que soit la cause qui produit une collection sanguine dans le fond de l'orbite, les signes qui révèlent au clinicien l'existence de la lésion sont les mêmes.

Étiologie. — D'une façon générale les hématomes de l'orbite sont rares, quelle que soit la variété à laquelle ils appartiennent. On compte les cas d'hématomes spontanés ; les hémorragies par traumatisme frappant directement la région oculaire sont loin d'être fréquentes, puisque Berlin sur 35,376 malades n'a rencontré que six hémorragies traumatiques dont une dans une opération de strabisme, les autres à la suite de coup de feu avec pénétration du projectile dans l'orbite. Cependant Carron du Villards (*Ann. d'ophtalm.*, septembre-octobre 1858) en aurait observé 100 cas. Dans les fractures du crâne intéressant l'orbite, elles sont moins rares, puisque Hœlder pendant trente-deux ans d'exercice de la médecine judiciaire, note 86 fractures de la base avec 79 fois participation de l'orbite et 69 hématomes extra-orbitaires.

Enfin, Berlin, qui fonde sa statistique sur l'examen de 124 blessures du crâne, conclut que sur 100 hématomes de l'orbite, 8 à 9 p. 100 se produisent sans fracture de l'orbite. Nous adresserons quelques reproches à ces chiffres : Tout d'abord ils s'adressent uniquement à des faits d'autopsie, de telle sorte que les cas qui guérissent échappent à cette évaluation. Parmi les traumatismes graves du crâne qui guérissent, il se trouve certainement des cas d'hématomes orbitaires qui n'ont pu être diagnostiqués et qui sont enregistrés sous le titre de fracture probable du crâne. En outre, une hémorragie par contre-coup peut coïncider avec une fracture du crâne; ceci doit être expliqué. Dans une fracture de l'orbite le sang épanché peut provenir du diploé, d'une déchirure du périoste, d'un vaisseau piqué par une esquille ou encore d'une cavité voisine ; mais si le trait de fracture est loin de l'orbite, au niveau de l'occipital par exemple, s'il est établi que le sang ne se continue pas de l'occipital vers l'orbite, si cette dernière région n'est le siège d'aucun désordre osseux, il est évident que le sang de l'orbite est sans relation aucune avec la lésion occipitale. L'épanchement s'est fait dans l'orbite par contre-coup en même temps qu'une fracture se produisait en un autre point du crâne. Il est certain que de tels faits avant d'être acceptés doivent être soumis au contrôle rigoureux d'un examen complet mais dans les conditions précisées plus haut, ils peuvent être acceptés comme des cas d'hématomes par contre-coup. Nous n'avons rencontré aucun fait de cette nature mais ils ne doivent pas être introuvables et peut-être les auteurs les ont-ils laissés dans le groupe des fractures du crâne avec épanchement orbitaire bien que l'hémorragie ne provienne pas d'une fracture des parois de la cavité qui protège l'œil.

Ajoutons enfin que la statistique de von Hœlder ne porte que sur des cas un peu spéciaux ; comme médecin légiste, il a eu à examiner surtout des fractures par coup de feu, non assimilables aux véritables fractures indirectes par chute, coup, etc.

Dans cette étude étiologique, nous devons encore signaler en passant que certains sujets peuvent être de véritables prédisposés par suite de l'altération de leurs vaisseaux. Des artères atteintes d'artériosclérose ont perdu de leur élasticité et se prêtent moins aux déplacements, aux tiraillements auxquels elles peuvent être soumises au moment du traumatisme.

Quant aux considérations générales d'âge, de sexe, de profession, nous retiendrons que les adultes exposés par leur métier aux grands traumatismes seront plus fréquemment atteints, maçons, charpentiers, couvreurs, etc.

La nature de la violence qui entraîne les désordres observés a une certaine importance. Le plus souvent c'est à la suite d'une chute qu'on observe l'hématome ; dans les neuf cas rapportés ici, six fois il s'agissait d'une chute d'une grande hauteur.

Pathogénie. — Nous ne saurions revenir ici sur la question de la pathogénie des accidents ; elle a été exposée dans le chapitre III et est ainsi résumée par M. Rollet : « Dans un choc violent, les branches de l'artère ophtalmique sont secouées comme celles d'un arbre, tandis que le tronc ophtalmique reste fixé solidement dans le canal optique, certains rameaux sont arrachés et cèdent surtout vers leurs attaches terminales. »

Anatomie pathologique. — Au chapitre II, la marche de l'hémorragie a été retracée dans ses grandes lignes. L'hémorragie produite dans le fond de l'orbite chemine vers la conjonctive et les paupières par imbibition progressive. Le sang ne coule pas vers les parties déclives, mais s'y rend en marquant par une traînée de sang la route qu'il a suivie

pour gagner la région conjonctivo-palpébrale. On
s'explique ainsi que l'apparition de la tache ecchymotique soit tardive, cette apparition est précédée de
tout le temps nécessaire au sang pour cheminer dans
les parties molles du pourtour oculaire.

Symptômes. — A la suite d'un violent traumatisme,
l'exorbitis, l'apparition tardive d'une ecchymose sous-
conjonctivale et palpébrale, l'existence de troubles
visuels fonctionnels ou ophtalmoscopiques sont les
signes cardinaux qui permettront de diagnostiquer
un hématome orbitaire.

Signes généraux. — Les circonstances qui ont
accompagné l'accident, chute, choc ou traumatisme
d'une autre nature, doivent être exactement recher-
chées par le chirurgien; le plus souvent en effet,
l'intensité du traumatisme commande la gravité de
la blessure.

Le blessé est frappé à un degré variable, il a pu se
relever, marcher ou a dû être transporté chez lui : il
est dans un état comateux et ses réponses sont nulles
ou incohérentes (G. Marchant). Il s'agit en règle
générale d'un traumatisme d'une grande intensité
et l'on ne saurait en tracer un tableau complet; les
signes observés varient avec le nombre et la nature
des désordres.

Signes locaux. — Les signes que l'on peut observer
du côté de l'orbite dans les cas d'hémorragie produite
dans cette cavité sont les uns primitifs, les autres
secondaires. Ces symptômes sont les mêmes quelle

que soit la cause qui produit l'épanchement sanguin, aussi nous aiderons-nous pour les décrire des renseignements consignés dans les ouvrages au sujet des hémorragies orbitaires.

L'exophtalmos est un signe primitif de premier ordre. Lorsque le sang a coulé en abondance l'œil est directement repoussé en avant. La saillie de l'œil est variable suivant la quantité de sang répandu dans l'orbite. Dans quelques cas, il n'y a pas de déplacement de l'œil mais seulement des signes d'exagération de la tension orbitaire. Lorsque la déviation de l'œil se fait latéralement, on est le plus souvent en présence d'une collection de sang circonscrite et placée entre l'os et le périoste.

Dans la plupart des observations, on note la brusquerie du développement de l'exorbitis.

De Wecker, dans un cas d'hémorragie, spontanée enregistre ce caractère et enfin Panas, dans les *Archives d'ophtalmologie* (t. VIII, p. 153, 1888) fait la même constatation.

Ainsi l'exophtalmos apparaissant brusquement est un signe primitif de grande valeur pour le diagnostic de l'hématome orbitaire.

Parmi les signes secondaires, l'apparition d'une ecchymose sous-conjonctivale ou palpébrale est la notion la plus importante. L'ecchymose dans les hématomes par contre-coup comme dans les fractures de l'orbite apparaît tardivement. En pathologie crânienne, à la suite des traumatismes, on rencontre ailleurs ce développement silencieux des épanchements sanguins.

Lorsque des caillots ont envahi la zone décollable de la dure-mère, on sait l'importance de « l'intervalle libre » des Allemands, c'est-à-dire de cette phase pendant laquelle les lésions se développent sans symptômes apparents. Ce n'est que plus tard que des signes de compression cérébrale viennent révéler au chirurgien l'existence d'une collection sanguine à évacuer. Dans l'orbite, nous avons aussi un intervalle libre, et si l'exorbitis passe inaperçue, la collection hématique ne peut être soupçonnée jusqu'au moment où, fusant autour de l'œil, les pigments viennent teinter la conjonctive.

De Wecker après Berlin étudie avec soin cette ecchymose. La suffusion sanguine peut se présenter isolément ou simultanément avec celle des paupières.

Berlin la considère comme un signe extrêmement important de l'hématome orbitaire. « Si ce symptôme fait défaut, écrit cet auteur, le diagnostic d'hémorragie manque d'un critérium suffisant. »

Sous la conjonctive, l'ecchymose peut présenter des degrés variables. On peut voir une simple imprégnation du cul-de-sac par l'hématoïdine, ou bien l'ecchymose se manifeste seulement par de petites traînées dans l'interstice des tendons des muscles droits ; dans d'autres circonstances encore, la conjonctive est prise dans une étendue variable, soit tout entière, soit dans certaines zones.

Le sang peut être guidé dans son déplacement par la position du malade, il peut affecter une forme triangulaire à base tournée du côté des culs-de-sac conjonctivaux. Enfin, on peut voir de véritables

bourrelets sanguins entre les paupières et le globe.
On voit en effet qu'au niveau des culs-de-sac et sur
la conjonctive bulbaire, la conjonctive n'est fixée
au tissu sous-jacent que par un tissu lâche et peut
par conséquent être soulevée par du liquide sur une
grande étendue. A la conjonctive du tarse, on n'observe rien de semblable, parce qu'elle est trop intimement unie au cartilage sous-jacent.

La couleur de la suffusion sanguine sous-conjonctivale varie du rouge vif au noir suivant le degré
d'oxydation des pigments sanguins.

L'ecchymose apparaît en général plusieurs heures
après l'hémorragie, toutefois la date de l'apparition
de la tache sanguine varie suivant la quantité de sang
épanché dans l'orbite. Si l'hémorragie est abondante elle peut apparaître rapidement, parfois avec
l'exophtalmos. Si au contraire le sang est épanché
entre la capsule de Tenon et le globe, les petites
hémorragies intertendineuses n'apparaissent qu'après
plusieurs jours.

Toutefois si l'ecchymose sous-conjonctivale est un
signe secondaire de première importance qui dans
la grande majorité des cas vient se montrer à la
surface du globe oculaire quelques heures après le
traumatisme, elle n'est pas un symptôme essentiel,
obligatoire des hématomes de l'orbite; l'observation X
que nous devons à l'obligeance de M. le professeur
agrégé E. Rollet et que nous transcrivons ici montre
que le diagnostic d'hémorragie rétro-oculaire peut
être porté sans que l'on ait constaté un épanchement
sous-conjonctival.

OBSERVATION X (inédite)

Résumé. — *Chute sur les mains, puis sur le front, sur un tas de tessons de bouteilles, hémorragie résultant de coupures multiples. — Symptômes immédiats : douleur orbitaire, vision troublée, audition diminuée, fort exophtalmos, otorrhagie, pas de perte de connaissance, pas de vertiges, jamais d'ecchymose sous-conjonctivale, exophtalmos et déviation de l'œil, en bas et en dedans. — Rétablissement du malade au bout de trois semaines avec amendement incomplet de ces symptômes oculaires.*

J..., dix-sept ans, verrier, entre dans le service de M. Rollet, salle Saint-Louis. L'affection qui motive son entrée à l'hôpital remonte au 24 mai.

Rien à signaler au point de vue des antécédents.

Le malade est tombé brusquement de sa hauteur en glissant sur un tas de bouteilles cassées. Il est tombé sur les mains, se blessant le pouce de la main droite. En cherchant à se relever il est retombé. Dans cette chute le côté gauche du front a porté sur un tesson de bouteille, il en est résulté une coupure située à environ 2 centimètres au-dessus du sourcil qui a donné lieu à une hémorragie. Le malade a pu se relever aussitôt, mais immédiatement il a éprouvé une douleur vive de toute la région orbitaire, douleur qui peu après s'est irradiée dans toute la partie gauche de la tête. En même temps le malade remarquait une diminution marquée de la vision de l'œil gauche : il voyait trouble, il y avait de plus affaiblissement de l'audition. Le malade put rentrer chez lui soutenu par un de ses camarades. En se levant et en s'examinant dans une glace, il remarqua que son œil faisait une saillie très marquée ; il constata également que quelques gouttes de sang s'écoulaient de son conduit auditif. Rien du côté des fosses nasales. Le malade n'a jamais perdu connaissance, il n'accuse aucun phénomène de vertige.

P. Girard.

Actuellement ce qui frappe à première vue, c'est une exophtalmie très marquée de l'œil gauche qui fait saillie en bas et en avant. La paupière supérieure gauche est passablement abaissée. Il n'y a pas trace d'ecchymose conjonctivale bulbaire ni palpébrale, pas d'inégalité pupillaire. Lorsqu'on cherche l'état des muscles de l'œil on constate que les mouvements s'effectuent avec un peu de difficulté mais sans altération, sauf du côté externe pour lequel l'excursion du globe est presque abolie. L'acuité visuelle est considérablement amoindrie ; le sujet ne voit les doigts que lorsqu'on les rapproche à environ 3 centimètres de l'œil. L'examen ophtalmologique n'a donné aucun résultat. Rien à signaler du côté de l'œil droit.

L'examen de l'œil gauche ne révèle rien d'anormal, pas d'écoulement. L'audition est totalement abolie ; le malade n'entend pas la montre placée contre le pavillon de l'oreille ou sur l'apophyse mastoïde. Le bruit de la montre placée sur le vertex est perçu par l'oreille droite.

5 juin 1903. O. G. — Léger ptosis ; l'œil reste presque complètement luxé au dehors. Conjonctivite mécanique. Paralysie dissociée du moteur oculaire commun : droit supérieur, releveur de la paupière supérieure. L'excursion du globe oculaire persiste limitée du côté temporal.

10 juin. — Le malade sort avec amélioration notable. Il persiste un peu d'exophtalmie, gêne des mouvements du globe oculaire. Surdité. Acuité visuelle encore très faible.

12 juin. — Le malade entre à nouveau pour les mêmes phénomènes. La vue et l'ouïe sont sensiblement améliorées. L'exophtalmie a bien diminué.

17 juin. — Amélioration notable du symptôme exophtalmie, l'œil rentre dans l'orbite progressivement. On n'a à aucun instant constaté l'apparition d'une ecchymose conjonctivo-palpébrale. V = 1 ; fond d'œil normal, jamais le malade n'a présenté la moindre trace d'ecchymose sous-conjonctivale.

Cette observation nous montre les symptômes cliniques qui sont, à part l'hémorragie sous-conjonctivale qui fait défaut, ceux que nous avons décrits pour l'épanchement sanguin rétro-bulbaire. On ne pourrait d'ailleurs établir un autre diagnostic pour expliquer la raison d'un pareil exorbitisme.

Le diagnostic est beaucoup plus complexe si l'on veut expliquer la cause de l'hémorragie, car si en raison de l'état même du malade qui pendant toute la durée de son séjour à l'hôpital, n'a cessé de se lever, de marcher, n'a éprouvé aucun vertige, aucune défaillance, on ne peut songer à une fracture du crâne (M. Rollet), comment expliquer l'arrêt du sang dans sa marche de la profondeur à la surface, et la disparition des perceptions auditives. Pour nous, nous pensons qu'il serait nécessaire de faire un examen plus complet de l'oreille du malade et de son acuité auditive pour connaître la cause véritable de sa surdité, pour que nous puissions considérer avec certitude l'exorbitisme comme lié à une hémorragie rétro-oculaire par contre-coup, bridée à la région postérieure de l'orbite par des tractus aponévrotiques de la capsule de Ténon plus résistants que l'on ne les rencontre ordinairement. Le sang se serait coagulé sur place avant d'avoir pu imbiber les éléments de l'obstacle qui le retenait en arrière du bulbe oculaire, explication suffisante pour expliquer l'absence de l'hémorragie à la surface de la conjonctive.

Les ecchymoses palpébrales qui sont sans importance dans les coups portés directement sur la zone oculaire sont ici importantes. A la suite d'une chute, d'un coup porté sur le crâne elles peuvent être révélatrices d'épanchements intra-orbitaires. Il ne s'agit pas dans ces cas de ces hématomes volumineux que l'on observe chez les boxeurs. Dans ces cas la collection sanguine se produit immédiatement après le traumatisme et l'œil se trouve caché derrière les bourrelets violacés formés par l'œil contusionné.

Dans le cas qui nous intéresse, l'ecchymose se produit secondairement, les paupières n'ont pas été contusionnées par le traumatisme, le sang qui s'y infiltre ne provient pas des vaisseaux des paupières déchirés sous l'influence d'un choc mais il a gagné de proche en proche. C'est en gagnant progressivement les tissus d'arrière en avant qu'il s'est injecté sous la conjonctive et de là dans la paupière en doublant les culs-de-sac conjonctivaux.

Friedberg, en 1864 (*Wirchow Arch. f. path. Anat.*, t. XXX, p. 370) a fait de nombreuses expériences à ce sujet, il accorde pour la production des ecchymoses une certaine importance à la disposition du releveur de la paupière supérieure et aux faisceaux de ce muscle.

A côté de ces symptômes importants se placent quelques signes accessoires. La palpation du globe de l'œil montre l'irréductibilité de la saillie formée par la projection de l'organe visuel et la main qui palpe peut recevoir l'impression d'une masse molle dans le fond de l'orbite.

La douleur dépend plutôt de l'emplacement de l'hématome que de son volume; cependant, quand l'hématome devient excessif, s'il se reproduit à plusieurs reprises comme dans l'observation de Fischer

(*Lehrb. d. Gesammt; etc.*, Prague, 1845), la douleur peut devenir assez intense pour nécessiter une intervention.

Les signes oculaires fournis par les hématomes orbitaires ont été peu étudiés par les auteurs. Les observations connues d'hématomes par contre-coup sont muettes sur ce sujet. L'étude histologique du nerf optique n'a pas été faite; l'examen ophtalmoscopique a été rarement pratiqué.

On a noté du côté des pupilles de la mydriase.

La diplopie qui a été observée quelquefois est manifestement liée à la déviation du globe qui est repoussé par l'hématome. Ce ne sont plus des points identiques de la rétine qui sont impressionnés et le malade perçoit une double image. L'image fausse ayant une position qui dépend de la direction dans laquelle l'œil est dévié. La réduction du pouvoir accommodatif a été observée.

Enfin, des changements dans les conditions de réfraction de l'œil sont la conséquence des déplacements que l'organe visuel doit supporter.

Plusieurs observations consignent l'apparition d'une cécité partielle ou absolue définitive dans une hémorragie spontanée par atrophie de la papille (de Wecky), temporaire dans un cas de Panas.

Pagenstecher (*Arch. f. Augenheilk.*, XIII, p. 143) publie une observation dans laquelle on suit en quelque sorte pas à pas la compression des vaisseaux rétiniens entraînant une teinte porcelainée de la rétine, qui se dissipa par le rétablissement de la circulation.

OBSERVATION XI

(D'après de Wecker.)

Ouvrier vigoureux atteint à l'œil droit par un morceau de bois lancé par une scie circulaire. On l'examine un quart d'heure après. Les deux paupières sont très gonflées et infiltrées de sang, la supérieure descend comme un voile épais. Aucune lésion de continuité le long du bord orbitaire. Le globe oculaire recouvert par les paupières fait en avant de   uile une saillie de la largeur d'un doigt. La conjonctive est chémotique, parsemée d'ecchymoses, cornée un peu nuageuse mais encore bien transparente, V = 15/200. Ce qui frappe tout d'abord à l'examen ophtalmoscopique, c'est une décoloration blanchâtre de la rétine, d'un aspect luisant comme la porcelaine. Cette décoloration est plus intense au niveau de la papille et de la macula; vers la périphérie, la rétine est encore transparente et permet de distinguer la choroïde. L'ampleur des vaisseaux rétiniens est très peu accusée. Les artères et veines sont minces, les veines un peu plus foncées. Pendant l'examen, le malade se plaint subitement que tout devenait noir devant son œil. Un examen, immédiatement fait, montre qu'il reconnaît encore la main tout près de l'œil et cela surtout au centre et dans la partie externe du champ visuel. A l'ophtalmoscope, on voit que les vaisseaux rétiniens apparaissent encore plus minces et sur la papille ils sont presque exsangues. Le passage de la partie exsangue à l'autre est brusque et se fait à la limite de la papille. Après l'examen ophtalmoscopique, le globe oculaire était si saillant que les paupières ne pouvaient plus se fermer. On applique alors un bandeau compressif très serré. Après une demi-heure, celui-ci est enlevé, V = 10/200, l'exophtalmie est moindre. Un examen rapide montre une ampleur plus uniforme des artères et des veines dans l'étendue de la papille; même décoloration de la rétine. Réapplication du bandeau. Après quatre heures, les artères et les veines sont fortement remplies, peut-être plus qu'à l'état normal. Autour de la papille, le fond de l'œil a sa couleur normale, mais à la périphérie et en dedans, la rétine est encore marbrée de taches blanches. Réapplication du bandeau. L'exophtalmie disparaît insensiblement. Peu à peu il se produit un décollement de la rétine. Trente jours après la blessure, le décollement a augmenté, le malade ne compte les doigts qu'à huit pieds.

Enfin il faut encore se mettre en garde contre les phénomènes de stase papillaire à la suite de commotion et de contusion cérébrale. Panas en 1876 écrivait « La stase sanguine ou séreuse de la papille se montre souvent à la suite de diverses lésions traumatiques de l'encéphale, commotion, contusion, blessures directes et fractures du crâne. La stase en question ne s'accompagne pas toujours de troubles visuels ; elle dépend de l'infiltration dans les gaines du nerf optique et se rencontre dans divers traumatismes. » Ainsi à la suite d'une chute, on peut rencontrer des signes ophtalmoscopiques dus à une hémorragie orbitaire intéressant ou non les gaines du nerf optique, à une irritation par une esquille osseuse ou par un cal et enfin ils peuvent être sous la dépendance de lésions très diverses comme l'indique Panas.

Complications. — Les complications qui peuvent apparaître au cours de l'hématome orbitaire sont les unes liées à l'état général, les autres sont celles qui sont sous la dépendance du défaut de protection du globe de l'œil.

Les désordres qui ont pu se produire dans les divers organes sont très variables, hémorragies cérébrales, contusion, commotion cérébrale, lésions de la cavité abdominale, etc.

Localement le défaut de protection du globe de l'œil a le grave inconvénient de permettre des traumatismes cornéens qui peuvent être une porte d'entrée à l'infection qui engendre des troubles de nutrition de la cornée, abcès, infiltration, etc.

Évolution. — La règle est que le sang épanché se résorbe plus ou moins rapidement suivant la quantité de liquide extravasée: en trois ou quatre semaines la résorption est à peu près complète.

Les anciens auteurs signalent de multiples transformations subies par l'hématome : inflammation suivie d'un phlegmon orbitaire, étranglement du nerf optique produit par la rétraction du caillot, organisation du caillot et transformation en tumeur fibrosanguine (Carron du Villards : Mémoire sur l'exophtalmie, *Annales d'oculistique*, 1858, t. LX, p. 180); transformation en anévrisme.

Pronostic. — Le pronostic dépend de la violence du traumatisme et de l'importance des désordres des organes. — Les réactions cérébrales règlent le pronostic. Dans l'observation IX, le malade a succombé dans le coma et l'autopsie a montré l'intégrité apparente des centres. La fonction visuelle peut surtout être atteinte par le fait de l'hémorragie et l'œil qui n'est plus protégé peut être transformé en un organe inutile par les ulcérations cornéennes répétées qui peuvent le frapper.

Ce pronostic énoncé est celui de l'hémorragie péri-orbitaire quelle qu'en soit la cause. Nous pensons, malgré la gravité des cas relevés dans nos observations, que l'épanchement produit à la suite d'un contre-coup doit présenter un pronostic moins grave, du fait même de l'intégrité des parois osseuses, que celui fourni par l'hématome suite de fracture du crâne. Et malgré l'absence d'observations venant à l'appui de cette affirmation il nous semble probable que dans les cas considérés comme fractures du crâne non suivies de mort, et dont la symptomatologie ne relève point l'écoulement de liquide céphalo-rachidien on ait eu affaire à un hématome par contre-coup.

A notre avis il faut conserver toute la gravité accordée à la fracture du crâne par les anciens auteurs et placer sur le compte d'un contre-coup la grande majorité des cas d'hématomes sous-conjonctivaux suivis de guérison et dont ce caractère clinique avait suffi à faire porter le diagnostic de fracture.

Diagnostic. — Le diagnostic de la lésion et surtout l'interprétation de la valeur séméiologique des suffusions sanguines de la conjonctive et des ecchymoses palpébrales ont une grande importance clinique.

On peut dire que toutes les fois que l'ecchymose sous-conjonctivale coïncide avec un exophtalmos survenu brusquement à la suite d'une chute ou d'une violence sur le crâne on devra soupçonner l'existence d'un épanchement sanguin derrière le globe oculaire.

La clinique nous montre la fréquence de ce symptôme dans les fractures de l'orbite et on a pu en tirer une loi clinique. Gérard-Marchant, qui dans divers mémoires a étudié les lésions traumatiques du crâne, écrit que l'ecchymose orbitaire peut dans certaines conditions d'apparition avoir la valeur diagnostique absolue d'une fracture de la base. Cependant, l'ecchymose sous-conjonctivo-palpébrale ne veut dire qu'une seule chose, c'est que dans le fond de l'orbite existe un épanchement de sang qui a fusé en avant de l'œil sans préjuger de l'origine du sang ni de la cause qui l'a produit. On ne peut savoir si le sang tire son origine des artères, des veines ou des capillaires de l'orbite, si la cause de l'hémorragie réside dans une rupture par contre-coup, par esquille osseuse ou par déchirure périostique.

Cette loi clinique perd une partie de sa valeur si l'on tient compte des hématomes par contre-coup sans fracture du crâne.

Les caractères donnés par Gérard-Marchant pour définir les ecchymoses sous-conjonctivales et palpébrales dans les fractures sont les suivants : « Pour avoir une valeur absolue, l'ecchymose orbitaire doit réunir deux conditions :

« 1° Être tardive dans son apparition, quarante-huit heures à trois jours ;

« 2° Progresser de la paroi osseuse vers le tégument, être nettement sous-conjonctivale avant d'être palpébrale inférieure (Maslieurat, Lagénard).

« Il y a en effet de fausses ecchymoses orbitaires qu'il faut dépister ;

« 1° Elles apparaissent rapidement dans les premières minutes qui suivent l'accident.

« 2° Elles sont simultanément visibles, sous la paupière supérieure, sous la paupière inférieure et sous la conjonctive ; elles sont conjointes et superposables, liées au décubitus du blessé (le plus souvent à l'angle externe de l'œil).

« 3° L'ecchymose sous-conjonctivale fausse a une teinte rouge vif qui indique qu'elle est superficiellement placée, le sang extravasé qui la constitue subit l'influence de l'air.

« 4° Enfin on peut trouver sur le crâne un point d'œdème, un empâtement péricranien indiquant le lieu d'origine. » Tous ces caractères ne signifient pas que le sang vient d'une fracture mais simplement que le sang vient de l'orbite ; il chemine difficilement dans les tissus qu'il doit imbiber pour progresser. Il faut quarante-huit heures à trois jours pour qu'il progresse et il apparaît naturellement d'arrière en avant.

Quarante-huit heures à trois jours est un temps relativement considérable qui s'explique parce que dans une fracture de l'orbite, qui le plus souvent est une simple fissure dans des os minces, le sang s'épanche en quantité très minime ; il faut plus de temps pour qu'il parvienne sous la conjonctive. Si au contraire un vaisseau du fond de l'orbite est ouvert, le sang épanché en plus grande abondance apparaîtra plus vite à l'intérieur.

Rollet, dans sa thèse de 1848, s'exprimait de la même manière à propos des fractures du crâne. Voici d'ailleurs textuellement le passage de sa thèse, p. 31 (Rollet, th. Paris 1848) : « .... On lit dans les mémoires de l'Académie de chirurgie : « Nous n'avons parlé de l'ecchymose des yeux, du sang qui sort par les oreilles..., parce que l'existence de ces signes a déjà été remarquée par la plus grande partie des observateurs » (Quesnay).

Velpeau, qui a de nouveau fixé l'attention sur ce fait en lui donnant sa véritable signification, s'exprime ainsi : « Ce signe s'explique d'ailleurs par des raisons purement anatomiques. Si la fracture comprend la paroi frontale de l'orbite, le sang qui s'échappe des petits vaisseaux rompus du même coup, s'infiltre nécessairement entre le périoste et les os, quelquefois aussi, entre le périoste et les autres tissus plus rapprochés du centre, si bien que la paupière *supérieure* reçoit la première cette infiltration au point d'en traduire l'existence au dehors. »

M. Lagemard reprend la question en décrivant mieux que ses prédécesseurs l'infiltration orbitaire. Il a pu lui assigner des caractères en quelque sorte pathognomoniques. Suivant lui, le sang qui arrive dans la cavité orbitaire s'infiltre avec une grande facilité dans le tissu cellulaire lâche et lamelleux qui entoure le globe de l'œil, et ce tissu cellulaire communiquant directement avec le tissu cellulaire sous-conjonctival, les plus légères traces de sang doivent apparaître dans ce dernier ; or, comme l'aponévrose palpébrale, qui s'insère par sa grande circonférence à tout le pourtour de l'arcade orbitaire et par sa petite aux cartilages tarses, établit une espèce de barrière entre le tissu cellulaire des paupières, celles-ci ne peuvent participer à l'ecchymose que consécutivement, de dedans en dehors ; et seulement lorsque l'infiltration sous-conjonctivale est considérable. Ces remarques sont fort importantes ; elles montrent que l'infiltration sanguine qui nous occupe n'a une valeur réelle pour le diagnostic des fractures de l'orbite que lorsqu'elle suit une marche déterminée et qu'elle apparaît d'abord sous la conjonctive, puis sous la peau des paupières ; que l'ecchymose de la paupière inférieure peut se former même après une fracture de la voûte orbitaire. Mais au point de vue purement anatomique, elles sont défectueuses, car on a négligé de prendre en considération l'aponévrose de Ténon si bien décrite de nos jours par H. Bonnet.

Non seulement toute la cavité orbitaire est tapissée par le périoste qui se continue à la base de cette cavité avec l'aponévrose palpébrale, mais encore elle est divisée en deux cavités secondaires par un feuillet fibro-celluleux qui entoure le nerf optique d'une gaine cylindrique, s'étale sur la moitié postérieure du globe de l'œil, comme la cupule sur le gland d'un chêne, se réfléchit au niveau du cul-de-sac de la conjonctive et vient en doublant la conjonctive se confondre avec le rebord orbitaire, avec le périoste de l'orbite et l'aponévrose palpébrale. De ces deux cavités, l'une est remplie par le globe de l'œil ; l'autre, située entre l'œil et les parois de l'orbite, contient les muscles avec leurs gaines, les vaisseaux, les nerfs et les graisses de l'appareil oculaire. C'est dans celle-ci que s'accumule le sang ; si l'ecchymose se montre d'abord à la conjonctive, c'est que le feuillet aponévrotique qui double cette membrane est beaucoup plus mince, beaucoup plus perméable que celui de l'aponévrose palpébrale.

Voici entre l'ecchymose symptomatique des fractures de l'orbite et celle que peut produire une contusion directe de la région orbitaire, quelques caractères différentiels plus précis que ceux qui précèdent.

1° La première se fait peu à peu, elle est d'abord sous-conjonctivale et n'envahit la paupière que consécutivement ; la seconde plus brusque se montre uniquement dans la paupière ou à la fois dans la paupière et sous la conjonctive.

2° La première est bien limitée à la conjonctive et aux replis palpébraux ; la seconde se prolonge assez souvent aux téguments des environs de l'orbite et s'accompagne quelquefois d'épanchement de sang dans les chambres de l'œil.

3° La première ne donne lieu qu'à une tuméfaction médiocre des parties molles, le sang s'infiltre dans les tissus sains d'ailleurs ; la seconde s'accompagne presque toujours d'un gonflement considérable des paupières, le sang forme quelquefois de véritables foyers dans le tissu cellulaire contus et désorganisé.

4° La première étant due à une cause indirecte, si l'agent vulnérant a fait une plaie aux téguments, c'est sur un point éloigné de la région orbitaire ; la seconde étant produite directement, s'il y a une plaie, c'est aux paupières qu'elle siège.

Le diagnostic d'hématome orbitaire pourra donc

être fait assez facilement quand se présentent avec netteté les signes principaux de cette lésion, exophtalmie brusque à la suite d'un violent traumatisme ecchymose sous-conjonctivale et palpébrale apparaissant tardivemement.

On ne confondra pas avec les ecchymoses tardives les suffusions conjonctivales qui surviennent dans les différentes conditions suivantes d'après Warlomont : par cause directe, coups sur l'œil fermé ou ouvert ; par cause indirecte, quintes de toux, accès d'épilepsie, purpura, scorbut, choléra asiatique ou encore sans cause appréciable chez un sujet jeune et sain, pendant la nuit par exemple.

Les ecchymoses palpébrales sont également difficiles à expliquer comme celles que l'on observe sur l'œil du côté opposé après une énucléation. On voit quelquefois se produire une telle ecchymose sans que l'on trouve à la base du nez une bande sanguine passant d'un côté à l'autre.

Quelquefois elles sont spontanées (Chavannes : *Gaz. méd. de Lyon*, 1855, p. 45 ; Desmarres : *Traité*, t. I, p. 585). L'ecchymose palpébrale par choc direct apparaît rapidement, le plus souvent elle se manifeste isolément ; cependant la conjonctive a pu être touchée au cours du même traumatisme.

Lorsque le sang provient de la partie supérieure du rebord orbitaire, le sang coule de haut en bas et la paupière supérieure est la première envahie.

Ces caractères ne se retrouvent pas quand l'ecchymose palpébrale est symptomatique d'un hématome orbitaire.

Il est plus difficile de diagnostiquer la cause de l'hématome du fond de l'orbite. Les ecchymoses si précieuses pour obtenir ce résultat peuvent manquer. Dans une fracture de l'orbite la lame osseuse fissurée peut être si mince qu'elle ne livre passage qu'à une quantité négligeable de sang ou bien encore la collection sanguine peut se faire entre l'os et le périoste.

Si le sang infiltre les graisses de l'orbite, s'il y a un véritable hématome le sang apparaîtra sous la conjonctive. Ainsi l'absence d'hématome et par suite d'ecchymose peut être notée, bien qu'il n'existe nullement une fracture de l'orbite mais lorsque les suffusions conjonctivales et palpébrales sont nettes, une nouvelle question se pose, y a-t-il fracture ou simplement hématome par contre-coup ?

On peut dire que le diagnostic certain entre ces deux causes est impossible dans certains cas. Quelquefois il existe des signes de certitude de fracture de la base : issue de matière cérébrale, écoulements sanguins prolongés, paralysie faciale, etc. ; dans de semblables circonstances on pense que le trait de fracture a intéressé l'orbite. Toutefois, comme nous l'avons fait remarquer, un contre-coup a pu se produire sur un crâne fracturé loin de l'orbite, lorsqu'il n'existe aucune relation entre les deux centres de lésion.

Dans les cas qui se rapprochent de notre observation VI où l'on relève seulement des signes de commotion cérébrale on devra penser au contre-coup sans que l'on puisse cependant affirmer son existence.

Traitement. — Le traitement de l'hématome orbitaire varie suivant l'abondance de sang. Dans les hémorragies légères la résoption est spontanée. Dans les épanchements moyens les applications froides et surtout la compression rendraient des services.

Carron du Villards rapporte un certain nombre de succès à la suite d'une intervention. De nos jours on est peu partisan de ce mode de traitement. Le traitement chirurgical par incision profonde de l'orbite ne trouverait son indication qu'en cas de forte exophtalmie avec complications oculaires.

CONCLUSIONS

1° Il existe des hémorragies et des hématomes intra-orbitaires qui se produisent dans les traumatismes en dehors de toute fracture de la base du crâne comme le prouvent les constatations nécropsiques que nous rapportons.

2° Ces épanchements sanguins semblent se produire par contre-coup (Rollet). Le globe oculaire est violemment secoué, les branches des vaisseaux ophtalmiques sont rompues sous cette influence, soit à leur entrée dans le globe, soit en un autre point.

3° L'hémorragie qui se produit dans ces conditions infiltre les graisses orbitaires qui se comportent comme une éponge ; de là, le sang peut s'étendre en avant par imbibition progressive des tissus et vient former les ecchymoses sous-conjonctivales et palpébrales. L'ecchymose extérieure peut manquer, le sang se coagulant et s'enkystant rapidement dans la loge orbitaire postérieure et donnant lieu simplement à de l'exophtalmie.

4° L'apparition tardive à la suite des traumatismes craniens des ecchymoses sous-conjonctivales et palpébrales avec les caractères précis que nous connaissons signifie seulement épanchement de sang en arrière de l'œil. C'est à tort que l'on donne classiquement à ce symptôme la valeur d'un signe absolu de fracture du crâne.

5° Les hémorragies orbitaires par contre-coup paraissent d'observation rare d'après notre petit nombre de cas ; ces accidents doivent retenir l'attention et sont peut-être plus fréquents qu'on ne le pense chez les sujets qui ont été atteints de traumatisme et qui sont guéris d'une soi-disant fracture du crâne.

6° Le pronostic de ces épanchements est grave surtout en raison des accidents encéphaliques concomitants, on n'a donc naturellement pas à redouter les complications immédiates et éloignées. qui relèvent uniquement d'une solution de continuité des os du crâne.

LISTE DES OUVRAGES CONSULTÉS POUR CETTE THÈSE

J. ROLLET. — Des hémorragies traumatiques de l'intérieur du crâne, thèse de Paris, 1848.

E. ROLLET. — *Lyon Méd.*, 27 avril 1902. Valeur diagnostique de l'ecchymose sous-conjonctivo-palpébrale dans les fractures de la base du crâne.

GÉRARD-MARCHANT. — *Revue de chirurgie*, 1880.

— Thèes de Paris, 1881.

— Tr. Duplay et Reclus, t. III.

R. BERLIN. — *Handbuch der gesammten Augenheilkunde* (Groefe et Sœmisch), 1880.

QUESNAY. — *Mémoires de l'Acad. de chir.*, 1743.

VELPEAU. — *Diction. art. de l'orbite*, 1840.

MASLIEURART-LAGÉMARD. — *Arch. de méd.*, 1841.

BERGMANN. — *Handbuch der Allgemeinen u. spec. Chir.* (Pitha et Billroth), 1873.

FRIEDBERG. — *Virchow's Arch.*, 1864.

CARRON DU VILLARS. — *Annales d'oculistique*, sept. et oct. 1858.

JÜNCHEN. — Von den Augenkrankheiten, 1832.

ELLIS. — *The Boston med. and surg. Journal*, 1887.

DEMARQUAY. — Traité des tumeurs de l'orbite, 1860.

DE WOCHER ET MASSELON. — Ophtalmol.

MORISON. — *Revue générale d'ophtalmologie*, t. XIV, 1895, p. 183.

MORAX. — Séméiologie des hémor. orb., *Soc. d'ophtalm.*, 1901.

SCHARD. — Des tumeurs sanguines de l'orbite, thèse de Paris, 1855.

PAGENSTECHER. — *Arch. f. Augenheilk.*

PANAS. — Tr. maladies des yeux, 1894.

DE HOLDER. — In *Berlin. Handb.*

LYON
IMPRIMERIE A. STORCK ET C^o
Rue de la Méditerranée, 3

www.ingramcontent.com/pod-product-compliance
Ingram Content Group UK Ltd.
Pitfield, Milton Keynes, MK11 3LW, UK
UKHW022344130726
13694UKWH00006B/1184